Nursing Today
ブックレット・08

◉目次

透析の「見合わせ」をめぐる患者と医療者の「隔たり」 編集部——3
医師として考える透析の「見合わせ」 小松 康宏——6

透析治療と意思決定

看護師が大切にする透析患者へのかかわり 内田 明子——21
認知症高齢者における血液透析の「開始」と「見合わせ」 磯 光江——32
がん末期での透析治療の選択——緩和ケアチームのかかわり 根岸 恵——45

透析の「見合わせ」をめぐる患者と医療者の「隔たり」

編集部

二〇一九年三月、東京都内の病院で四〇歳代の患者が血液透析の中止を選んで亡くなったことが新聞で報道されました。記事では、医師が透析の中止を選択肢に示したことを問題視し「患者を死に誘導した」と批判されたため、世間に波紋が広がりました。これを受け、日本透析医学会は調査委員会を組織して当該病院の調査を行い、学術的観点から今回の症例を検討しました。

その結果、患者は同程度の年齢の他の透析患者と比較して重篤な合併症をもっており、血液透析を継続することが医学的に困難であったこと、透析を続けるために医療者側から提案されたカテーテル挿入という手段を望まなかったことから、患者の意思が尊重されてよい事案であったという見解を公表しました。その一方で、患者との話し合いのプロセスについて詳細な記録がなかったこと、透析中止後の緩和ケアが不十分であったことなども、その中で指摘しました[1]。

また同学会はこの調査と検討を踏まえ、二〇一四年に公表した「維持血液透析の開始と継続に関る意思決定プロセスについての提言」に、今日の医療状況にそぐわない点があるとして改訂に着手、二〇二〇年四月に「透析の開始と継続に関する意思決定プロセスについての提言」[2]を公表しました。

同学会はステートメントの中で、本件を通じて医療者側の理解と患者側の理解にはまだまだ大きな隔たりがありうることを認識した、と述べています[1]。当時の報道で『「死」の選択肢』という見出しをつけた新聞記事では、終末期ではなかった患者に対し透析の中止や非導入に関する説明をしたことを強く批判していました。しかし医療者の立場からみると、末期腎不全の患者が腎移植をせず、透析をしない、またはやめてしまえば死に至ることは医学的にも明らかであったことと、むしろそれを患者に十分に説明できていたかどうかという倫理的な問題のほうが重要だと捉えています。そこがまさに「隔たり」の一つと言えるのではないでしょうか。

本書はそうした「隔たり」を少しでも縮めるべく企画されました。長きにわたり透析医療にかかわってきた医師と看護師の立場から、透析患者の心身の状態や中止・非導入の際の対応などについてわかりやすく示すとともに、それぞれの立場で抱く「思い」についても語っていただきました。また、現場の実際として、透析室で日常的に認知症高齢者にかかわる看護師の多くが、透析の「開始」「見合わせ」という治療の選択を本人ではなく医師から確認していたという調査結果や、がんで死期が迫っている透析患者の終末期を緩和ケアチームが支えた例を紹介しています。

なお、本書の重要なキーワードである透析の「見合わせ」という表現は、透析の継続を中止するのではなく、透析を一時的に実施せずに病状の変化によっては開始する、または再開するという意味を含んでいます[2]。自分が望む治療やケアを自身で決め、その意思が最優先されて患者本人にとって最善な方法を選べることが、透析に限らずあらゆる医療の理想だと言えます。そのためには、医療者から患者と家族に対して正しい情報がもれなく、理解される形で、スムーズに提供される必要があります。本書が少しでもその一助になれば幸いです。

〈引用文献〉

1　日本透析医学会：日本透析医学会ステートメント 令和元年五月三一日．(https://www.jsdt.or.jp/info/2565.html)

2　日本透析医学会：透析の開始と継続に関する意思決定プロセスについての提言．日本透析医学会誌、五三（四）、一七六三－二一一七、二〇二〇．(https://www.jsdt.or.jp/dialysis/2094.html)

医師として考える透析の「見合わせ」

小松 康宏

こまつ・やすひろ◉群馬大学大学院医学系研究科 医療の質・安全学講座 教授

はじめに

日本透析医学会は、二〇二〇年四月に「透析の開始と継続に関する意思決定プロセスについての提言（以下、提言）」を公表しました[1]。生命維持のために透析が必要となる末期腎不全の患者は、毎年三万人以上います。多くの患者は、それまでの生活を継続するために透析療法や腎臓移植といった「腎代替療法」を開始しますが、末期腎不全に至った人が、必ず透析か腎臓移植を選択しなければならないことはありません。治療法の選択では、患者自身の気持ちを最優先に考えなくてはなりません。

わが国の透析療法は世界のトップレベルにあり、透析をしながら二〇年、三〇年以上生活する人が大勢います[2]。透析をすれば、今の生活を続けることができる患者が、「透析をしたくない」と言ったときに、医師と看護師は悩みます。とくに、「透析をしたくない」理由が透析療法に対する誤解に基づいていると思われるときです。一方、全ての末期腎不全患者が、透析療法をすることで長生きできるとは限りません。重篤な心不全や進行したがんがある高齢者が末期腎不全に至ったときなどです。こうした場合に、医療チームが患者に最善の医療とケアを提供するためにはどのように考えるか、患者・家族といかに話し合いを進めるか、という意思決定プロセスを示したものが前述した「提言」です。

本稿では、末期腎不全とその治療法の現況、ならびに透析の開始と継続に関する意思決定プロセスについてまとめます。

末期腎不全とは

腎臓は体の水分と電解質バランスを調整し、さらに赤血球をつくったり、血圧を維持するうえで重要な役割を果たしています。腎臓の機能が低下すると体液が貯留し、全身浮腫や高血圧になるだけでなく、貧血が進行し、老廃物が貯留することで尿毒症症状（吐き気、食欲不振、倦怠感など）が出現します。腎臓の機能は、一分間当たりに腎臓が浄化する血液の量（糸球体濾過値：ＧＦＲ）で評価されます。ＧＦＲが 15mL/min/1.73m^2 未満を末期腎不全と呼びますが、ＧＦＲが低下するにつれ体液貯留や尿毒症症状が悪化し、生命維持が困難になってきます。失った腎臓の機能を補う治療が「腎代替療法」であり、その中に透析療法や腎移植が含まれます。

わが国の腎代替療法の実際

日本透析学会統計調査によれば、二〇一八年末の時点で、わが国の慢性透析患者の人数は三三万九、八四一人で、平均年齢は六八・七五歳。三割弱の方が一〇年以上透析を続けており、二〇年以上続けている患者が八・四％、最長透析歴は五〇年四カ月です。新たに透析を開始した患者は三万八、一四七名で平均年齢は六九・九九歳。末期腎不全の原因の四割は糖尿病です[2]。

透析療法には血液透析と腹膜透析があります。血液透析は、腕に作製したシャント血管や静脈に留置したカテーテルから血液を体外に出し、ダイアライザーという装置に通すことで、血液中の老廃物や水分・ミネラルを調整する方法です。一分間に二〇〇mLの血液を取り出し、浄化された二〇〇mLの血液を体内に戻す連続した治療を、一回四時間、週三回行います。

腹膜透析は、ダイアライザーの代わりに自分の身体の一部である腹膜を利用して血液中の老廃物や水分・ミネラルを調整する方法です。腹腔に柔らかいカテーテルを留置し、透析液を一日数回出し入れします。夜間寝ている間に自動で透析液を交換してくれる装置を使えば、日中は特別な治療は不要となります。

腎臓移植は、親族の腎臓の一つを提供してもらう「生体腎移植」と、脳死や心臓死になられた方から腎臓の提供を受ける「献腎移植」があります。腎移植の成績も年々向上しており、二〇一〇〜二〇一六年の生体腎移植の五年生着率は九四・三％、献腎移植のそれは八八・〇％です[3]。

透析患者はどのような生活を送っているか

透析患者をひとくくりにすることはできません。慢性糸球体腎炎で末期腎不全になった若い方もいれば、長い間糖尿病を患い、心臓バイパス手術を受けて、心臓の働きも弱った高齢の方もいます。透析患者に対し「弱くて苦しんでいる」というイメージをもっている人もいます。「近所で透析をしている人を知っているが、元気がなく、つらそうだ」と聞くこともまれではありません。

しかし実際には、透析患者だから元気がないというのはまったくあたらず、運動を楽しんでいる方も多いのです。一方、新規に透析導入となる原因の第一位は糖尿病です。糖尿病の合併症は血管障害で、心臓・脳・下肢などの大血管が障害されれば、心筋梗塞や脳梗塞を起こしたり、下肢切断となることがあります。細い血管の障害では糖尿病性網膜症、糖尿病性腎症を招きます。糖尿病をもつ透析患者では、透析を始める前から重篤な合併症を抱えていることがあり、そのために「透析患者は元気がない」という印象をもたれることが多いのかもしれません。

腎不全以外に合併症がない透析患者ならば、食事や水分に制限はあるものの、透析療法を受ける時間を除けば、健常人とほぼ変わらない生活を送ることができます。年に何度も海外出張をするバリバリの会社役員の方もいますし、温泉旅行を楽しみにしている高齢の方もいます。こうした患者では、食事や水分の制限はありますが、透析以外は普通の人と同じ生活が可能です。

全身状態が安定している患者にとって、透析療法はつらい治療ではありません。透析を開始してから体調がスッキリしたとおっしゃる方もいます。たとえるなら、ジムで一時間の運動をした場合、軽い疲れを感じても、体調はむしろよくなるでしょう。しかし体力がない方、とくに重症の心臓病や、栄養状態が悪くて歩くのもやっという場合に、一時間の運動は過酷です。多くの患者にとって四時間の血液透析は問題なく、好きな音楽を聴いたりテレビを見て過ごすことができますが、体力がない患者では透析療法自体が非常につらくなり、途中で血圧が下がって中断せざるを得なかったり、透析後にはぐったりして寝て過ごすということもあります。

つまり、「透析療法はつらい、苦しい」という状態を見たとすれば、それは透析療法自体ではなく、個々の患者の基礎疾患や全身状態によるところが大きいのです。

透析をやめると人生の最終段階になるとは？

「提言」では「人生の最終段階ではない患者が透析の見合わせを申し出て、最終的にＣＫＭ（保存的腎臓療法）を選択した場合、医師が生命維持のために透析を必要とする末期腎不全と診断した時点から人生の最終段階となる」と書かれています[1]。末期腎不全で生命維持のために透析を必要とする患者は腎機能が廃絶しており、いわば腎臓がない状態です。東洋医学に五臓六腑ということばがありますが、心臓・肺・肝臓・腎臓などの臓器のどれか一つが廃絶すれば、生命を継続することができなくなってしまいます。透析療法は、腎機能がまったく働いていないにもかかわらず、長期生存を可能にする、しかも質の高い生活を送ることができる、二〇世紀の医学の到達点ともいえる非常に特殊な治療です。しかし透析を中止した場合には、腎機能が完全に損なわれた状態に戻り、数日から数週間で死に至るため「人生の最終段階」となります。

治療法選択の話し合い：共同意思決定（Shared Decision Making）

前述のように、末期腎不全に至った際にすべての人が透析療法や腎臓移植を受けなくてはならないわけではありません。また、透析療法をいったん開始したら、一生続けなくてはならないわけでもありません。ある治療を開始するか、継続するか、あるいは中止するかは最終的に患者自身に決定権があり、それを尊重するというのが今日の考え方です。とはいっても、患者が透析を開始したくない、あるいは中止したいという理由が、本人の誤解によるもので、解決できる問題であった場合には、「透析をやめたい」と言ったからといって、すぐに「はい、わかりました」とはなりません。「提言」では、基本的な考え方として患者の意思を尊重すること、医療チームは患者が納得できる人生を送ることができるよう、患者の意向に寄り添い、本人が望む生き方と最期を迎えられるように支援すること、治療法の決定にあたっては共同意思決定プロセスに沿って話し合いと決定を行うことを提案しています。

共同意思決定とは、医療者と患者が協働して、患者にとって最善の医療上の決定を下すに至るコミュニケーションのプロセスです。共同意思決定を進める際には、①合理的な選択肢（何も治療しない選択も含む）とそれぞれの利点・リスクに関する、明確かつ正確でバイアスのない医学的エビデンスを医療者が説明し、患者が理解すること、②医療者は一般論ではなくエビデンスを個々の患者にあわせて伝えること、③患者の価値観・目的・意向・治療の負担も含めた懸念事項を明らかにする、ことが欠かせません[4・5]。複数の治療選択肢があり、その後の経過や患者の生活に与える影響が異なる場合に、共同意思決定が有用であるといわれています。末期腎不全の患者が、血液透析・腹膜透析・腎臓移植、あるいはこれらの治療を開始・継続せず保存的な治療を行うか、のどれが自分にとって望ましい選択かを考えるにあたっては、共同意思決定プロセスが重要となります。

どのようなときに「透析の見合わせ」を考えるか

意思決定能力がある患者が、自分の意思で透析を見合わせたいと考えたとき、あるいは患者が透析の見合わせについて検討する状態にある次のような場合だと医療者が判断したときに、透析の見合わせを検討することになります。

①透析を安全に施行することが困難であり、患者の生命を著しく損なう危険性が高い場合。

②患者の全身状態が極めて不良であり、かつ透析の見合わせに関して患者自身の意思が明示されている場合、または、家族等が患者の意思を推定できる場合。

①は、集中治療室で治療を受けている多臓器不全にある場合や、高度の心機能低下があり透析開始によって血圧が著しく低下する場合、がんの終末期で全身状態が著しく不良であり、透析によって血圧が下がり患者の苦痛が増してしまう場合などが相当します。このような状態では、透析療法を開始・継続せずに保存的な支持療法や緩和ケアを行ったほうが、患者に残された日々が延長され、本人にとっても望ましい最期を迎えることができる可能性が高くなるでしょう。

患者から「透析をやめたい」と言われたら

患者から「透析をやめたい」と言われたとき、医療者はどのように話し合いを進めるかについても、「提言」が具体的な意思決定プロセスを示しています。共同意思決定のプロセスで話し合いを進める中で、患者が、透析を開始・継続せず、保存的腎臓療法を選択した場合、医療者は「透析の見合わせの理由は解決できないものか」を検討します。

患者が「(血液)透析中に血圧が下がって苦しくなるから透析をやめたい」といった場合でも、透析の方法を工夫することで、血圧が安定し、透析による疲労感を減らすことができることもあります。透析開始時に針を刺されるのが痛い、麻酔のテープを貼っても痛みは軽減しない、四時間ずっとベッド上にいるのは耐えられないといった場合には、腹膜透析に変更するという選択があります。そのため、医学的には技術的に透析を行うことが十分可能で、まだまだ安定した日々を送ることが十分可能であると考えられる場合は、医療者は、患者の誤解を解き「透析を開始・継続しましょう」とお話しする立場をとります。一方で技術的に透析が困難で、透析療法による苦痛が大きい、透析療法を開始してもしなくても生命予後が変わらないと予測されるときは、患者の気持ちに配慮し、透析を見合わせるという選択もあるかと思います。

高齢患者が末期腎不全になったとき

透析療法を開始するかどうかにあたって、暦年齢による上限はありません。透析をすることで患者の幸せな生活が延びるであろうと考えれば、腎臓・透析専門医の多くは透析療法を開始する提案をするでしょう。高齢者だから透析をしないということはあってはならないし、私が担当した患者の中にも、一〇〇歳になる直前に透析を始め、最期の二年間を幸せに暮らした方がいます。透析を開始してよかった、食欲も前よりも増えたと大変喜ばれていました。

一方で、末期腎不全に至ったら必ず透析をすると決めるのも問題です。患者の状態が悪く苦痛を増してしまうと予測されるときは、患者が透析をしないで自然な形で天寿を全うすることを望めば、その気持ちを尊重し保存的腎臓療法を勧めるでしょう。たとえば将来、小型で廉価な「人工心臓」が実用化されたとして、心停止となった人全員に「人工心臓」を装着するかといえば、そうではないでしょう。透析を開始するかどうかの判断も同じように、透析をすることで、これまでどおり患者と家族にとって幸せな生活が続くかどうかを考えることが基本になります。

心に残る二人の患者

ずいぶん以前のことになりますが、透析の開始・中止について異なった希望をもたれた二人の方がいらっしゃいました。

一人は、ずっと透析を拒否していた方でした。尿毒症が悪化して全身がむくみ、さらに出血傾向が進み両眼から出血してもなお、透析を拒否し続けていました。私は繰り返し透析療法についてお話しましたが、どうしても「したくない」の一点張りでした。家族は「生きていてもらいたいが、本人の意思は尊重したい」と言われていました。

そうこうしているうちに、ついに肺水腫、心不全を起こし救急外来に搬送されてきたのです。肺に水が溜まり、息も絶え絶えの状態で、透析をしなければ数時間から数日の命と予想されました。私は再度透析をするよう説得を試みましたが、どうしても嫌だと言います。このとき私は、透析療法に対して誤解をしている、その考えは透析をすれば変わるだろうと思っていました。そこで、身体に貯まった過剰な水分と毒素を抜く、「血液ろ過」という治療を提案しました。「透析」ではなく、「血液ろ過」ならやってもよいと言います。

「血液ろ過療法」は、腎代替療法の一つで、治療の原理は「血液透析」とは異なりますが、治療には「血液透析」と同じ装置を使います。その血液ろ過療法を開始すると状態は著明に改善したのですが、元気になるとともに、その方は「自分をだまして透析を始めた」と怒ってしまいました。私は、腎代替療法を行って尿毒症症状が軽減し、体が楽になったのにもかかわらず、透析を続けたくないということであれば、患者の意思を尊重すべきと考え、保存的腎臓療法に変更しました。しかし、いよいよ最期を迎えるというところで気持ちが変わり、透析を開始することになりました。その後は、「透析を始めてよかった」と言って、週三回透析室に通院し、いつも冗談を言って周囲を笑わせる、笑顔が素敵な方でした。

もう一人の例は、透析を開始後に、中止を強く望んだ方でした。仕事をもち社会で活躍している六〇歳代の方です。末期腎不全に至り、腎代替療法を開始しないと生命維持が困難な状態になったのですが、透析をせずこのまま天寿を全うしたいという考えでした。家族の気持ちは、やはり生きてほしいけれども意思は尊重したいというものでした。そこで私は、家族も交え繰り返し話し合いの機会をもち、期間限定で透析を試行することを提案しました。実際に一週間透析を試行したところ、尿毒症症状は軽減し、全身状態も改善しました。

しかしその方は、「透析をすれば身体の状態がよくなることは十分にわかったが、私は透析療法を継続して生きていくことは望まない」と言われ、気持ちは変わりませんでした。精神科医にもコンサルトし、精神状態、判断能力に問題ないことを確認し、倫理委員会でも検討したうえで、患者の意思を尊重し、緩和ケアチームとともに保存的腎臓療法を行うこととなりました。人間の気持ちは変わりうると考え、毎日患者と話をしましたが、家族から、本人もよくよく考えて決めたことなので、透析を勧めるような話はしないでほしいと強く言われました。その後は、患者の意思を全面的に尊重し、緩和的な治療を中心に行うこととなりました。

「腎代替療法の選択」をめぐるこれからの課題

末期腎不全の患者が、自分に合った治療を選択できるようにするためには、①一般市民に慢性腎臓病・腎代替療法について理解してもらう、②患者だけでなく医療者に対しても腹膜透析・腎臓移植に関する理解を深めてもらう、③治療法決定にあたっての共同意思決定プロセスの普及、が必要と思います。

日本の透析療法と腎臓移植の成績は国際的にも最高水準にあります。透析医療費も公的な支援があります。しかし一般の方々の間で透析治療に対する誤解があるので、慢性腎臓病や腎代替療法に関する理解を深め、誤解を減らしていくのが課題の一つです。

日本の透析医療は血液透析に偏りすぎていることが特殊だと言えます。九五%以上が血液透析で腹膜透析は三%未満です。また、腎臓移植も諸外国に比べてまだまだ少なく、透析開始後に、腎臓移植について知る機会は十分ではありません。末期腎不全の治療選択に関して話し合う際には、血液透析だけでなく、腹膜透析や腎移植に関し、患者がそれぞれの治療法を選んだときの生活イメージをもてるように説明することが必要でしょう。

二一世紀に入り、医療の目的として「患者中心性：patient centeredness」が重視されるようになりました。「患者中心性」とは、個々の患者の意思・ニーズ・価値観を尊重し、患者の要望に応える医療を提供し、診療の方針は患者の価値観を尊重して決めることです。つまり患者の視点で、患者にとって価値のあるものを医療の目的にすることです[6]。

二〇世紀の医療では、手術成績の「五年生存率」など、医学的な数字が注目されていましたが、二一世紀には医学的な成績ではなく、患者にとっての価値や経験が重視されるようになっています。その一因として、医療の発展と患者の高齢化が挙げられるでしょう。現場の医療者であれば、高齢で合併症のある患者が増えており、医療の質は治療成績だけでは決められないことを身に染みて感じています。一九八〇年代、私が透析医療に足を踏み入れたころは、糖尿病で透析をする患者がまだ少なく、「糖尿病患者に透析をしてよいのか」ということが学会でまじめに議論されていました。

また、その当時は、八〇歳の糖尿病透析患者に冠動脈バイパス手術をすることは技術的にも困難でした。しかし、今や糖尿病で透析をしてバイパス手術の既往がある八〇歳の患者は大勢います。そうした患者ががんになった場合、再び心筋梗塞を発症し心不全が進行した場合、治療選択肢は増えていますが、選択の基準は技術的に可能かどうかだけでなく、リスクを含めたその後の予後、患者の気持ち、価値観が重要になってきます。単なるインフォームド・コンセントではなく、共同意思決定プロセスを踏んだうえでのインフォームド・コンセントが望まれるのです。

おわりに

医学の発展とともに、患者が受けられる、医療者が提供できる治療の選択肢が広がっています。末期腎不全患者にとっての治療選択は、その後の人生やライフスタイルを大きく左右します。患者にとって満足のいく選択ができるよう、医療者と患者・家族が話し合いを進めるとともに、腎代替療法に関する社会の理解が深まることが望まれます。

〈引用文献〉

1　日本透析医学会：透析の開始と継続に関する意思決定プロセスについての提言、日本透析医学会誌、五三、一七三－二一七、二〇二〇．

2 日本透析医学会：わが国の慢性透析療法の現況（二〇一八年一二月三一日現在）．日本透析医学会誌、五二（一二）、六七九―七五四、二〇一九．（https://docs.jsdt.or.jp/overview/index.html）

3 日本腎臓学会・日本透析医学会・日本腹膜透析医学会・日本臨床腎移植学会・日本小児腎臓病学会 編：腎代替療法選択ガイド二〇二〇．ライフサイエンス出版、二〇二〇．

4 National Quality Forum : National Quality Partners Playbook. Shared Decision Making in Healthcare. 2018.

5 腎臓病ＳＤＭ推進協会編：慢性腎臓病患者とともにすすめるＳＤＭ実践テキスト——患者参加型医療と共同意思決定．医学書院、二〇二〇．

6 Institute of Medicine : Crossing the Quality Chasm: A New Health System for the 21st century. National Academy Press, 2001.

看護師が大切にする透析患者へのかかわり

内田 明子

うちだ・あきこ◉聖隷横浜病院 総看護部長

命があるかぎり透析患者の「治療」は続く

透析治療は腎不全を完全に治すものではなく、働きが弱くなった腎臓の代わりをしてくれるものです。しかし、腎臓は水分や老廃物の排出だけでなく、血圧のコントロールや血液を増やすホルモンの分泌なども行う複雑で難しい臓器で、その役割のすべてを透析で肩代わりすることはできません。そのため、できないところは薬物治療で補うことになります。

二四時間、腎臓が正常に働いていれば、何を食べたり飲んだりしても、水分の排出や電解質の調整が正常に行われるのですが、透析をしている人は、週三回、一回四時間程度の透析治療の時間以外は腎臓が機能していないため、日々の飲食を制限することが治療の一部になります。好きなものを食べたり飲んだりすることは人間の基本的欲求であり、それを我慢するのは非常につらいことです。しかし、透析をやめてしまえば尿毒症が悪化して亡くなってしまいます。それはある意味での「延命治療」であり、治ることはなく、命があるかぎり治療を続けていかなければなりません。透析をしている患者さんとは、そういう状態なのです。

尊厳ある治療の継続をサポートするのが看護師の役割

患者さんの多くは、自身の置かれた状況を受け入れながらも、治療をやりたくないという気持ちと、やらなければ死んでしまうという現実の間で揺れながら人生を送っているのではないかと思います。そうした人が治療と向き合い健康的に生きていこうと思えるように、そして最期まで尊厳をもって透析を続け、生きていけるようにサポートしていくのが看護師の役割です。

具体的に言えば、看護師はまず患者さんそれぞれの状態に合わせて、適切に透析の機械を動かせることが重要です。そして、患者さんが透析をしている時間以外の生活で必要なセルフケアをサポートする必要があります。病院へやってくる週三回以外の生活をいかに過ごしていたか、その結果が体重の増加（水分による）といったデータなどに反映されます。

確かに透析患者さんには飲食の制限が必要ですが、「あれもダメ、これもダメ」では長続きできません。だから、「相手にはとても難しいことを求めているのだ」という前提が看護師には必要です。どんなに医学的に正しいことを言ったとしても、患者さんに受け入れてもらえるとはかぎりません。

何をどのぐらいなら食べてよいか、その人の生活や身体の状態を見ながら考えていくなどの工夫が必要です。セルフケアが難しい患者さんに対しては、看護師と患者である前に、人と人としての関係をつくるようにして、患者さんのよいところを見つけ励ましていきます。自暴自棄だった患者さんがだんだんとやる気を出してくれるようになったりすると、私はやりがいを感じます。それこそが看護師の腕の見せどころだと思います。

看護師は長い付き合いの中で患者の人生の変化と治療を見ていく

患者さんは長期間にわたって透析室に足を運びます。看護師が同じ施設に長く勤務していれば、とても長い付き合いになり、患者さんのほうも看護師の成長を見ています。患者さんが、たとえば職場で定年を迎えたり、家族関係で何かが起きたり、大切な人が病気になったりするなど人生の大きな変化を経験すると、それらが療養生活に大きく影響することがあるため、看護師には、患者のプライベートへの心配りはたいへん重要です。看護師は、患者さんがそのように困難な治療を長く続けている姿を見ているからこそ、ときには「透析をやめたい」と思ってしまう気持ちがわからなくもないのです。

看護師は透析の「見合わせ」にどうかかわっていくのか

透析継続が難しく、「見合わせ」を考えるとき

治療を続けていくのが困難な病状もあります。透析を行うには血液を出し入れするための通り道となる太い血管が必要です（バスキュラーアクセス）。糖尿病のコントロールがよくないことや、高齢などの原因で血管が細くなり、治療に適切な状態にならないときもあります。また、心肺機能が体外循環に耐えられないこともあります。あるいは、透析中の患者さんは安静にしている必要がありますが、耐えがたい痛みがあって寝ていられなかったり、透析を行っていることが理解できない状況では治療を続けることが難しくなります。たとえば認知症をもつ患者さんが、「腕に変なものがついている！」と言って血管に刺した針を抜いてしまい、大量出血になってしまうことなどもあるのです。

そうしたケースには、痛み止めの薬を使ったり、透析の時間を短くする、もしくは腹膜透析（八頁参照）に切り替えるなどして、なんとか透析を続けられるように対処していきますが、それでも難しい場合は「見合わせ」を検討することもあります。

納得がいかないまま透析を行うことも

意識の状態がよくない、苦痛が強い、透析を始めると血圧が下がって危険な状態になる患者さん

などにも医師からのオーダーがあるかぎり透析を行いますが、看護師として納得のいかないまま機械を回していることも少なくありません。私たちは学生時代から看護基礎教育を通し、人間としての「尊厳」が大切だということを誰もが学んできています。だからこうした状況下では、「これは本当に患者さんのためになるのだろうか」という疑問を抱きやすいのです。

透析を「やめたい」と言われても安易に「同意」はしない

一方で、透析を続ければまだまだ生きられる状態の患者さんから「やめたい」と言われることもあります。その際はまず、患者さんから話をよく聞き、そう思う原因にアプローチして解決を試みます。これに的確な対処ができれば続けていけることがほとんどです。しかし、どうしても患者さんが「やめたい」と希望される場合もあります。医療者は基本的に患者さんに生きていてほしいと考えていますから、安易に「同意」はしません。透析治療を続けていけるように、患者さんと繰り返し何度も話し合います。

それでも、患者さんが自分の人生についてよくよく考えた末に、「やめたい」という気持ちが揺らがなければ、医療者は患者さんの意思を尊重しなければなりません。看護師としては、透析を「見合わせる」ことによって患者さんに生じる苦痛がなるべく少なくなるように、ケアを考えていくことになります。

高齢者の場合は「本人の身体にとってどうなのか」を考える

日本透析医学会が公表するデータ[1]によると、透析患者の年齢は男女とも七〇～七四歳の割合がもっとも多く、七五～八四歳がそれに続いており、すでに透析は高齢者に対する治療となっている実態があります。患者さんとの話し合いの際には、「高齢のために腎機能が低下しているため、透析が必要になっています」と説明すると、本人や家族から「透析をやらなかったら、どうなりますか？」とよく聞かれます。これは高齢者ならではのことで、働き盛りの方からはそういった質問はありません。これまでずっと透析なしで生きてくることができたのですから、そう考えるのも当然だと思います。

八〇歳を超えるあたりから、仮に透析をして一時的に状態がよくなっても、治療自体が心肺機能に影響を及ぼしていくため、透析をせず今ある腎機能を維持した場合と比較して、寿命が変わらないという報告もあるそうです[2]。したがって、医療者は尿毒症が改善されて体調がよくなるメリットをどう捉えるか、本人の身体にとってよい選択なのかということを考えます。高齢者の場合、残っている腎機能によっては、透析をしないからといってすぐ死に至るわけではありません。

腎不全の治療の選択について検討する場面はたくさんありますが、先に述べたとおり看護師も医師も**〝患者さんに透析を続けてほしい、生きてほしい〟**と考えています。したがって医療者の立場から「見合わせ」を促す場面はありません。

透析の「見合わせ」を経験した中で心に残った二人の患者

家族に迷惑をかけるのがつらくて失踪したAさん

三〇年ほど前のことです。六〇歳代のAさんは透析を三〇年間続けていましたが、定年を迎えたころ、合併症の骨関節障害で動けなくなってきていました。

ある日、Aさんが車に乗ってどこかに行ってしまったのです。ご家族や透析室のスタッフ、友人が何日も探しました。行方がわからない間、Aさんは一日一回、透析室に電話をかけて無事を知らせてきましたが、どこにいるかは教えてくれませんでした。失踪から数日経って友人に発見され、救急搬送されてきました。その間ほとんど飲食をしなかったためか、心不全になることもなく、一命を取り留めました。家族に説得されて、透析を再開し、合併症の治療も受けました。Aさんは動けなくなることで家族に迷惑をかけたくないと考え、身体の自由がきくうちに、自分自身で自分のことに（おそらく、自分でもどうしていいかわからないまま）なんらかの決着をつけたいと思ったようです。私はAさんを若い頃から知っていて、長い経過の中でさまざまな合併症が出ている実態を目の当たりにしてきた、とても印象に残る患者さんでした。

他にも何人か失踪した人がいて、残念ながら発見されたときには亡くなっていたこともあります。当時は透析をやらない・やめるという選択肢はなく、透析治療を受けないことは医療の終了であり、緩和ケアを行うという考え方はまだありませんでした。どうしても嫌なら逃げるしかなかったのです。

自然に任せて穏やかに逝った高齢の患者さん

私が老健施設に勤務していたときに出会った、認知症をもつ九〇歳代のBさんは、腎機能が低下していたのですが、ご家族は本人の気持ちをよく考えたうえで、透析は望みませんでした。Bさんはプリンなど好きなものを少ししか食べないためか、尿毒症が急激に悪化することもありませんでした。二カ月ほど穏やかに過ごし、苦しむこともないまま静かな看取りを迎え、ご家族も落ち着いて見送ることができました。病院にいればできなかった、高齢者施設ならではの穏やかな最期として印象的なケースでした。

透析治療の「選択」が必要になった時代の流れ

社会の高齢化が進み、二〇一〇年あたりから透析患者さんの高齢化も顕著になってきました。これに伴い、悪性腫瘍などの合併症や認知症をもちながら透析を行う患者さんが増えて、治療の選択が必要になってきました。その流れから、日本透析医学会では透析の開始と継続について学会の見解を示すための議論が始まり、二〇一四年に最初の「維持血液透析の開始と継続に関する意思決定プロセスについての提言」ができました。その際、ワーキンググループのメンバーとして、当時日本腎不全看護学会の理事長をしていた私も参加しました。

透析の「見合わせ」には制度の後押しがない

二〇二〇年に公表した「透析の開始と継続に関する意思決定プロセスについての提言」は、さまざまな方の人生にかかわることであり、学術的なエビデンスに基づいたものではないため、診療ガイドラインとしては示しませんでした。「提言」に則って透析を「見合わせ」たとしても、制度としての後押しはなく、医師は免責されません。したがって医療者は、たとえ患者の意思を尊重した選択であっても家族から訴えられる可能性があります。その意味でも、「透析をやめる」という選択を受け入れるのは、医師にとっては大変難しいことです。一方で、治療について決めるのは医師ですが、実施するのは看護師と臨床工学技士であり、患者さんの状態からすれば透析は難しく、納得のいかないまま機械を動かしていたこともありました。そこには、かつて「延命至上主義」の傾向が強かった医師と、「人生の質」を重視する看護師との間に気持ちのズレがあったと思います。しかしそれが今では、多くの医師の方々の考え方が私たちに近づくようになったと感じています。

先のAさんの事例のように、透析をやめたければ逃げるしかないという状況から、「やめたい」という患者さんの声に耳を傾けられるようになったのは、本当によいことだと思います。

透析治療の選択をめぐるこれからの課題

日本透析医学会の「提言」が機能するには患者の意思表明が必要

厚生労働省から「人生会議」が示され、事前意思表明の仕組みができているのに、一般的に日本人はまだ自分の受けたい治療やケアについて意思を表明できていない実態があります。本人の意思が尊重される環境は整いつつあるのに、肝心の本人から意思が表明されないのです。これは単に医療だけの問題ではありません。たとえば政府が国民に対し、自分の意思で医療やケアを決めることを促していかなければならないと私は思います。そして家族同士で普段から話し合いを行い、お互いの思いを共有しておくという、その前提がなければ、日本透析医学会の「提言」も機能しません。また同時に医療職には、患者さんの意思を引き出すコミュニケーションの技術が求められており、相手の意思を継続的に確認し続ける努力が必要なのだと思います。

「見合わせ」を選択した際の緩和ケアの充実

仮に患者さんやご家族が、透析の「見合わせ」を選択した場合には、緩和ケアの考え方が重要です。透析による治療がつらくて見合わせを選択したのに、それよりもつらい苦しみを患者さんに体験させてしまうようなことがあっては片手落ちだからです。

＊

かねてより看護師は、患者さんとのコミュニケーションを普段から大切にし、その暮らしにフォーカスを当て、当事者の意思を尊重するようなケアを心がけてきました。そうした営みを、他の医療職からは「無駄な世間話だ」と言われたこともあります。看護師が当然のこととしてそれまでやってきたこと、価値を置いていることを、他の職種は知らなかったのです。看護師がずっと大切にしてきた、人生の質とは何かを考え、本人の意思を尊重すること。それを社会がようやく認識し始めたのだから、現場で常にしっかりと問いかけていくことが私たち看護師の役割だと思っています。

〈引用文献〉

1　日本透析医学会：わが国の慢性透析療法の現況、二〇一八年一二月三一日現在、日本透析医学会誌、五二（一二）、六七九－七五四、二〇一九．（https://docs.jsdt.or.jp/overview/file/2018/pdf/02.pdf）

2　Verberne W.R., Geers, A.B., Jellema, W.T., et al.：Comparative Survival among Older Adults with Advanced Kidney Disease Managed Conservatively Versus with Dialysis. Clin J Am Soc Nephrol 11, 633-640, 2016.

認知症高齢者における血液透析の「開始」と「見合わせ」

磯 光江
いそ・みつえ◉金城大学看護学部 講師

透析患者の高齢化と終末期における透析のあり方

かつて五〇年ほど前の日本の維持血液透析（以下、血液透析）は、国民皆保険の適応もなく、透析装置の台数にも限りがあり、予後不良の患者や年齢が四五歳以上であること、導入しても社会復帰が難しい患者はすべて治療の適応外とされていました。しかし、透析技術の向上と長期高額疾病患者に対する高額療養費の支給に透析療法も加わったことで、血液透析を受ける患者は大幅に増え、一九八八年には一〇万人に満たなかった透析患者が、三〇年後の二〇一八年には三倍以上の約三三万七千人となりました[1]。

そのような背景から透析患者の高齢化は進み、二〇一八年の慢性透析患者の平均年齢は六八・七五歳、導入の平均年齢はそれよりさらに高く六九・九九[1]とほぼ七〇歳にさしかかっています。そして、一九七〇～八〇年代当初の透析治療が社会復帰を目指す救命治療であったのに対し、二〇〇〇年代は患者の高齢化により終末期における血液透析のあり方について考えなければならない状況となっているのです。

なかでも、とりわけ大きな課題となっているのは、認知機能の低下した高齢患者に血液透析を開始するのか・しないのか、もしくは開始した血液透析をそのまま継続するかどうかです。二〇一四年に日本透析医学会から公表された『維持血液透析の開始と継続に関する意思決定プロセスについての提言』[2]では、医療チームによる患者への献身的な支援と患者の自己決定支援を基調とした五つの提言が示されました。

しかし、この提言は認知症を対象としていなかったため、「判断能力のない患者」として認知症高齢者が捉えられていた可能性があります。事実、二〇一六年に行われた日本透析医学会による全国規模の実態調査では、「四七・一%の施設が透析開始の見合わせを経験し、見合わせた患者の約八九・七%が高齢者で、その四六・一%が認知症であった」[3]と、「見合わせ」の大半を認知症高齢者が占めていることが明らかとなっています。

「見合わせ」となった患者の認知機能や身体的な状態はわかっていませんが、患者の意思を尊重するためにも、意思決定を支援していくチーム医療体制を機能させていくことが喫緊の課題です。このような状況も踏まえ、二〇二〇年に公表された『透析の開始と継続に関する意思決定プロセスについての提言』[4]では、認知症の人を対象とした提言内容が明確に示され、患者本人の望む最良のケアを提供するためにACP（Advance Care Planning）を強く推奨しています。

認知症高齢者における透析の「開始」「見合わせ」の意思を透析看護師はどのように認識しているか

患者が血液透析を長期に続けていくうえで、透析療法に携わる看護師とのかかわりは非常に重要で、認知症高齢者が透析治療の「開始」および「見合わせ」を自己決定していく際には、かかわった看護師の認識が鍵になると考えました。

そこで、二〇一九年八月にA県の透析室に勤務する看護師（以下、透析看護師）を対象に、「維持血液透析を受ける認知症高齢者の意思へのかかわり」についての調査を行いました。

一般に血液透析を受ける患者は、腎不全の保存期を外来でフォローされながら腎代替療法についての説明を受けて意思決定をし、血液透析を選択すれば透析施設へ紹介されますが、その経過についての情報提供は紙面でなされることがほとんどです。しかし、認知症高齢者の場合、いつ誰がどのように血液透析を決定していったのかについての情報はとても重要で、かつ透析「開始」時の意思決定は、終末期の「見合わせ」時にも影響することが考えられます。そこでこの調査では、認知症高齢者の血液透析の「開始」および「見合わせ」の時期に透析看護師は、認知症高齢者の透析への意思を

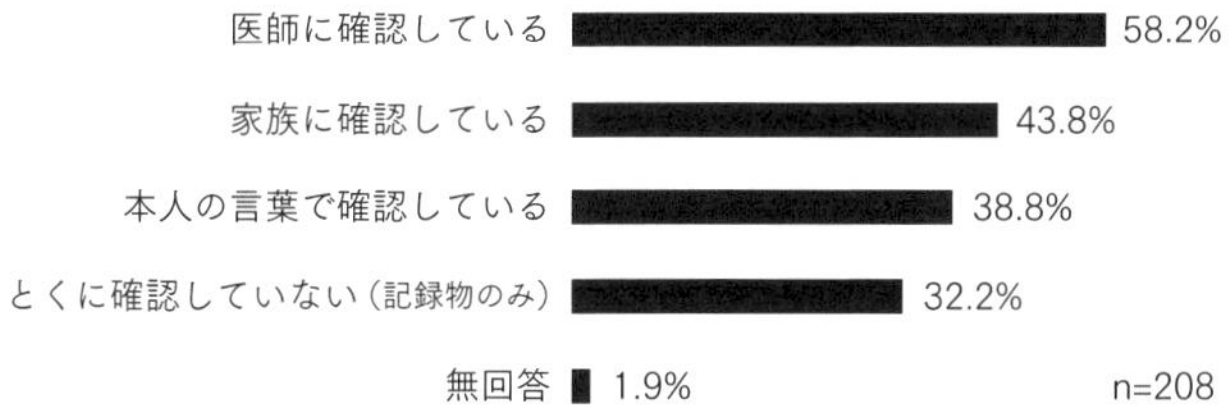

図１　透析看護師は認知症高齢者の血液透析開始の意思をどのように確認しているか

どのように確認・判断をしているのかを明らかにすることを目的にアンケート調査を実施しました。

二九八名の透析看護師にアンケート用紙を郵送し、二〇八名から有効な回答が得られました。（有効回答率約七〇％）対象者の所属の内訳は、病院一七九人（八六・一％）、無床診療所二五名（一二・〇％）、有床診療所四名（一・九％）でした。

「提言」を知っていた透析看護師は三割

「維持血液透析の開始と継続に関する意思決定プロセスについての提言」（二〇一四年）を知っているか、の質問に「はい」と回答した者は六三名（三〇・一％）、「いいえ」は一六三名（約六八・九％）であったことから、二〇一四年の提言が透析看護師に十分周知されていないことが明らかとなりました。

血液透析開始の意思をどう確認しているか（図１）

透析看護師が血液透析開始時に認知症高齢者の意思をどのように確認しているのかを、多肢選択で回答してもらいました。最も多かったのは「医師に確認」一二一名（五七・四％）で、次に「家族に確認」九一名（四三・八％）、そして「本人の言葉で確認している」七九名（三八・〇％）、「とくに（本人に）確認はしていない（記録物のみ）」が六七名（三二・二％）の順でした。

この結果において、透析の場で最も接する時間が長く、認知症高齢者の理解度を知る立場の透析看護師が、「とくに（本人に）確認はしていない（記録物のみ）」とした回答が三割以上と多かったのには驚きました。認知症高齢者に限らず、一般的に外来から透析室に紹介された患者は透析開始がすでに決定し、患者本人が治療を承諾していることを前提として迎え入れるので、紙面の情報提供のみで確認を済ませていると考えられます。しかし、認知症高齢者の場合、家族が代理決定している場合が多いので、本人が血液透析についてどのように理解したのかを確認しておくことは、透析治療を継続していくうえでも重要な情報ではないでしょうか。

血液透析を行っていた認知症高齢者が透析「見合わせ」となるときの判断について（図2）

透析看護師が所属している各透析施設において、認知症高齢者の透析の「見合わせ」の提案を検討し始める際の判断基準を、多肢選択で回答してもらいました（ここでは認知症高齢者の「見合わせ」の経験がなかった一六名は除外し、一九二名を対象としました）。「医師からの指示」一三八名（七一・九％）が最も多く、次いで「透析中の血圧変動や全身状態」一三三名（六九・三％）、「認知症高齢者本人の言動や行動」七三名（三八・〇％）という結果でした。認知症高齢者の場合も血圧低下、全身状態の悪化

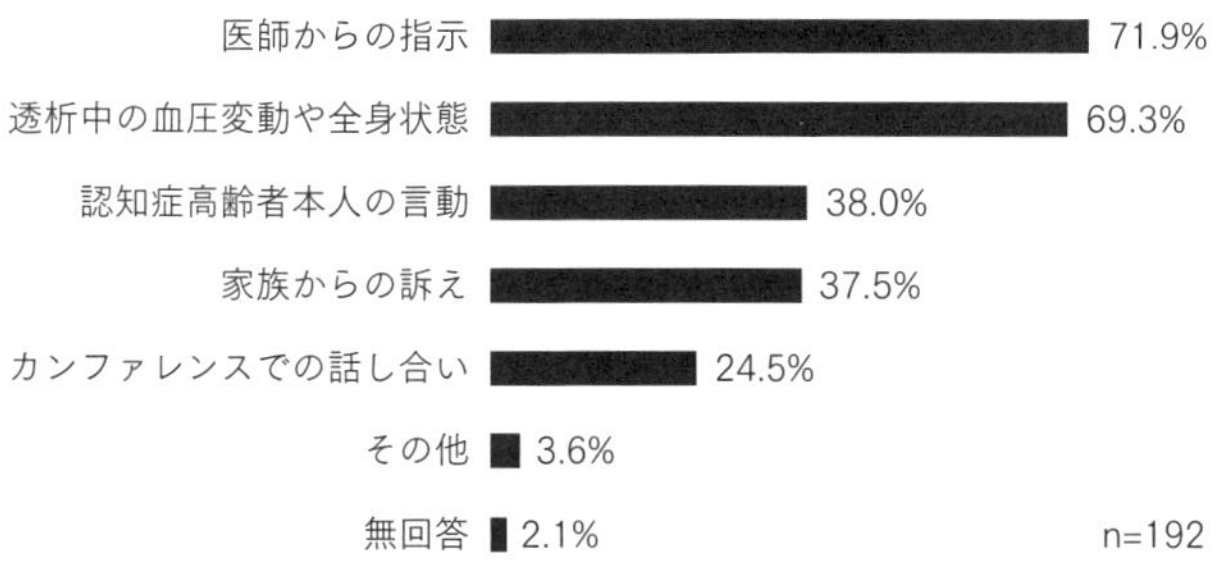

図２　認知症高齢者の透析の「見合わせ」の提案を検討し始める際の判断基準は何か

で透析を行うことが困難になったときに、医師の指示のもと透析「見合わせ」が検討されていることがわかりました。

しかし、二〇一四年および二〇二〇年の「提言」が推奨している「カンファレンスでの話し合い」が五〇名（二四・〇％）と三割に満たなかったことから、多職種での情報共有が十分にできているとは言えない結果でした。また、四割近くの透析看護師が「見合わせ」を検討していくうえで「認知症高齢者本人の言動や行動」を重視していますが、認知症高齢者は自分の意思を言葉で表現することが難しく、透析中の安静が守られない、抜針を繰り返す、透析を拒否するなどの行動によって表現している可能性があります。

今回の調査では認知症高齢者のどのような言動や行動が「見合わせ」を検討する判断基準となっているのか具体的なことは明らかにできませんでしたが、認知症特有の表現を理解していくために、認知症の専門職も交え、全身状態の悪化と言動・行動を統合的に捉えた多職種カンファレンスを行う必要があると考えます。

認知症高齢者が「見合わせ」を決断する場面で透析看護師に必要とされる役割

前述した調査において、認知症高齢者が透析の「見合わせ」の意思を決断する際に、透析看護師が一番心がけているケアについて自由に記載していただいたので、その一部を分類して紹介します。その結果に基づいて末期治療である血液透析の「認知症高齢者における見合わせ」「認知症高齢者における自己決定」「認知症高齢者における看護師の役割」についてどのように考え、かかわっていくべきかを考えていきます。

「見合わせ」決断の場面で透析看護師が心がけていること

①認知症高齢者本人へ直接意思を確認

- その方が何を大切に思い生きてきたか、その方が望む自分らしい最後の迎え方についてゆっくり話を聴くこと。
- 透析における苦痛（治療・食事・通院など）、家庭での楽しみや、したいことがあるかの意思確認のために、本人を興奮させせないよう声掛けしている。

② **認知症高齢者本人と家族の意思確認と尊重**

・本人の意思、家族（子どもや兄弟）の考えを尊重する。本当に透析をやめていいのか、やめた後最期はどのように迎えたいかを聞いておく。

・本人が透析をすることに対してどう思っているか、拒否がないか。家族が透析を続けることへの負担を感じていないか、本人・家族の思いを確認するように心がけている。

③ **認知症発症前の意思の確認とその確認の難しさへの思い**

・透析を続ける苦痛、しないことで起こる苦痛の両方があり、認知症高齢者の意思確認は難しいため、家族とも話し合い、できるだけ苦痛が最小限になるような選択ができるようにかかわりたい。

・認知症で本人の意思が確認できないことが悩ましい。認知症発症前の状態を知る家族の意思が大切になる。

・透析導入時の説明内容にどういう状況になれば「見合わせる」と記載されているのか確認する。

④ **認知症を「見合わせ」の判断理由にしない考え**

・認知症だから見合わせるのではなく、他の人と同様に本人や家族の思いを支援する。

・認知症のみの理由で見合わせることはない。身体状況（血圧の維持が困難など）で見合わせることはあった。

⑤「見合わせ」についての検討に看護師はかかわることができていない

・透析導入は医師の指示であり、カンファレンスという場がほぼない。導入すれば一生行う医療行為であり、医師の指示がなければ「見合わせ」をすることはできないので、その判断を看護師ができると思えない。

・本人の体調、透析時の苦痛、家族の意向など総合的に見て判断する必要があると思っているが、看護師がその判断にかかわることはない。

⑥カンファレンスによる「見合わせ」の検討

・見合わせるのに適した時期かどうか十分に検討する。ご本人とご家族が納得しているか十分に情報を得て（一人の看護師だけでなく病棟や医師の話を聴いて人によって意見が変わらないか検討したうえで）意思の撤回も可能であることを説明している。患者さん・ご家族の気持ちに寄り添えるようにしている。

・患者と家族の意見を、一度だけでなく繰り返し確認し、カンファレンスで話し合う。家族もカンファレンスに参加できるような環境づくりが大切。

⑦「見合わせ」後の苦痛へのケア

・「見合わせ」により体調の変化、苦痛が伴ったときの対応について（起こり得る状態に関してそのときどう考えるか、再開か中止のままかを相談できることを）伝える。医療的にどのようにサポートしていくのかを検討。

・家族には、今後患者さんの状態が悪くなるだろうから、つらくなったとき病院にはいつでも受け入れられる体制があることを伝え安心してもらう。患者さんが自宅での最期を望んでいれば、訪問診療や訪問看護での対応といった配慮もする。

⑧「見合わせ」の判断後も複数回の意思確認

・体調不良、苦痛が現れたときのケア（再開も含めて）、そのときごとの意思を表出できるようにする。

・一度決定したことでも撤回が可能であることを繰り返し説明する。

⑨透析中の安全が最優先の考え

・透析中の安全の確保ができないときはいろいろと考えさせられる。

・透析時の抜針、転倒、転落などの事故を防止することが優先されるので、安全管理は重要であり、認知症高齢者の見合わせは必要なこともある。

「見合わせ」と「自己決定」に関する看護師の役割と課題

二〇二〇年の提言では、認知機能が低下しても意思決定能力を有することを前提に、能力に応じた意思決定支援を、尊厳をもって実践していくことを医療従事者に求めています[4]。

しかしながら、終末期にある認知症高齢者の意思は、自分の思いが伝えにくいうえに意識レベルも低下するため、確認は困難極まりない状況となります。これについて透析看護師は、前述の自由記載にもあるように「認知症で本人の意思が確認できないことが悩ましい」、「認知症高齢者の意思確認は難しいので家族とも話し合い……」と、実際に意思確認の困難さを感じていました。このような状況を想定し、二〇一六年および二〇二〇年の提言では、意識が低下する前に事前指示書（Advance Directives：ＡＤ）を作成することやＡＣＰを推奨していますが、具体的にいつごろから確認しておけばよいのでしょうか？

大平は、「終末期医療・ケアの強化時期は、「前終末期」とすることが好便である」[5]と述べ、その時期は日常生活基本動作（摂食・歩行・入浴・排泄動作など）がかなり困難か不能に陥った時期としています。この状態は、認知機能が低下し、透析治療に必要なセルフケアが実行できない状況と一致しており、認知症高齢者が透析を「開始」する場合、すなわち導入の時点で「見合わせ」時について早々に話し合っておかなければならないと考えられます。

血液透析の場合、外来で保存期治療を行い、透析「開始」後は透析室に通い、終末期になると自宅での生活が困難となり施設に入所するか入院（病棟）となるため、リロケーションの度に意思の確認が必要になります。そのためにも継続看護は重要で、外来看護師→透析室看護師→施設あるいは病棟看護師が責任をもって認知症高齢者の透析への意思を引き継いでいかなければなりません。そして引き継いだ看護師は、紙面の記録や申し送りの情報だけでなく、看護師自身が認知症高齢者の透析治療への思いを本人と家族から確認し、いつでも意思の変更ができることも説明する必要があります。

意思決定支援の役割を医師に全て委ねるのでなく、看護師が積極的に介入して認知症高齢者の思いを引き出す役割を担う必要があります。そのためにも透析に携わる看護師は、認知症について学び、二〇二〇年の「透析の開始と継続に関する意思決定プロセスについての提言」をいつでも手に取って多職種と話し合うことができる準備をしておくことも、役割として重要ではないでしょうか。

今回の実態調査の結論と透析看護師への期待

A県の透析看護師に行った調査では、「維持血液透析の開始と継続に関する意思決定プロセスについての提言」(二〇一四年)は、透析看護師に十分に周知されておらず、認知症高齢者の血液透析の「開始」や「見合わせ」の意思を確認する際には、「医師から確認」という回答が過半数を占め、透析看護師が意思決定の支援にかかわっていない施設もありました。しかし、透析看護師らは、何らかの手段で認知症高齢者の血液透析への思いを確認し、その思いを尊重しようとしていました。

意思決定能力が低下した認知症高齢者の意思を汲み取ることは決して容易なことではありませんが、必ず自分の思いを伝えようとしています。透析看護師がその思いを汲み取り、医療者側と本人・

家族が「これでよかった」とお互いに思える最善の選択ができるかかわりを、中心となって担っていくことに期待したいと思います。

〈引用文献〉

1　日本透析医学会：わが国の慢性透析療法の現況、二〇一八年一二月三一日現在．日本透析医学会誌、五二（一二）、六七九－七五四、二〇一九．（https://docs.jsdt.or.jp/overview/file/2018/pdf/03.pdf）
2　日本透析医学会：維持血液透析の開始と継続に関する意思決定プロセスについての提言．日本透析医学会誌、四七（五）、二六九－二八五、二〇一四．
3　岡田一義：日本透析医学会「維持血液透析の開始と継続に関する意思決定プロセスについての提言」―その後の実態調査―．日本透析医学会誌、四三（一）、一一〇－一一六、二〇一九．
4　日本透析医学会：透析の開始と継続に関する意思決定プロセスについての提言．日本透析医学会誌、五三（四）、一七三－二一七、二〇二〇．
5　大平整爾：透析療法における終末期治療・ケアと望ましい死―豊かな生の総仕上げを目指して―、日本透析医学会誌、四八（一〇）、五六九－五七五、二〇一五．

がん末期での透析治療の選択——緩和ケアチームのかかわり

根岸　恵

ねぎし・めぐみ◉聖隷横浜病院 看護課長／がん看護専門看護師

緩和ケアとは

「緩和ケア」といえば、終末期の医療や死にゆく人のつらい痛みを取り除く医療というイメージがありますが、決してそれだけではありません。痛みなどの身体のつらさや心のつらさ、社会で生活するうえでの困りごとなど、さまざまなつらさや悩みを和らげながら、患者と家族がより豊かな人生を送ることができるように支えていくケアです。また、緩和ケアは死を自然なプロセスとみなし、死を早めたり延ばしたりすることはしません。

二〇二〇年夏に、難病の筋萎縮性側索硬化症（ＡＬＳ）の患者に、医師が薬物を投与して死に至らしめた事件がありましたが、緩和ケアは積極的安楽死や自殺ほう助を行うことはありません。この患者に適切な緩和ケアが提供されていたかどうかは明らかではありませんが、この報道でがん以外の病気に対する緩和ケアの重要性が広く認知されたのではないかと思います。

慢性腎臓病患者への緩和ケアは普及していない

日本の「緩和ケア」はがん医療を中心に発展してきましたが、それ以外にも難病や認知症、慢性的な肺や心臓の病気、そして慢性腎臓病患者とその家族も緩和ケアの対象です。現在、国内の多くの病院には専門的に緩和ケアを提供する「緩和ケアチーム」があり、医師・看護師・薬剤師・栄養士などがチームで活動し、患者とその家族を支援しています。

日本緩和医療学会が毎年実施している調査の結果によれば、二〇一八年現在、同学会に登録している緩和ケアチームの数は全国で五二〇施設あり、年間約一〇万人の緩和ケアを行っています。そのほとんどはがん患者で、そのほかの約四千人のうち三割が循環器疾患でした。これは二〇一八年度の診療報酬改定で「緩和ケア診療加算」の対象に、がん・ＡＩＤＳ以外の患者では初めて「末期心不全」患者が追加され、緩和ケアの提供が後押しされたことが大きいといえます。

一方、慢性腎臓病患者への緩和ケアの件数は二〇〇人弱と少なく、まだまだ普及していないのが実情です[1]。専門的な緩和ケアを提供する緩和ケア病棟は、がんとＡＩＤＳの患者しか利用できず、透析治療を継続する限りは緩和ケア病棟に入棟することが、保険診療上できない仕組みになっているのです。全国、どの病院やクリニックにおいても、慢性腎臓病患者が地域の専門的緩和ケアチームにつながることのできる体制整備が求められます。

がんを合併する慢性腎臓病患者の透析の見合わせと緩和ケア

近年、高齢化やがん治療・透析治療の長期化によって、がん患者が透析を始めたり、透析患者ががんにかかることが増えました。透析患者の死因は心不全、脳血管障害、心筋梗塞をあわせた「心血管死」が三割を占め、「感染症」、そして「がん」が続きます。がんが原因で亡くなった透析患者は二〇一八年には年間二、六〇〇人に上ることが報告されています[2]。そこで問題となるのが、がんの末期で死が確実に迫っている状態での透析の「見合わせ」と「緩和ケア」です。慢性腎不全の緩和ケアに関するガイドラインはありませんが、私たちはがんの緩和ケアで培った知識と技術を応用してケアを提供しています。がんを合併する慢性腎臓病患者への緩和ケアについて以下に紹介します。

自分の病気を知り、治療法の選択を助ける

慢性腎臓病の患者が自分の受けたい医療・受けたくない医療について前もって考え、大切な人や医療チームと話し合う《人生会議》は、最期まで「より自分らしく」生きるためにとても重要です。そして、患者が自分の病気を十分に理解し、《人生会議》で表明した患者本人の意向をもとに、治療を受けることと見合わせをすることの、どちらが「より自分らしい」かを考えられるよう支援します。

当院では、左のような「腎代替療法の見合わせと緩和ケアに関する説明書」を用いて、情報提供をしています。

腎代替療法の見合わせと緩和ケアに関する説明書

【腎代替療法の見合わせ】

腎不全の治療選択肢として透析や腎移植などが自分には適していないと判断した場合には、見合わせを選択することもできます。多くの場合、身体の状態や認知機能が低下していて透析を安全に行うことが難しい、また、高齢や重篤なご病気で全身状態が悪く、ご本人がこれ以上の治療は希望しないという理由からです。透析治療をしばらく続けた後に、やめたいと希望する患者さんもいます。すでに高齢で身体の衰弱が進んでいる方の場合、多くが透析をしてもしなくても、腎不全による余命は同じくらいと言われています。

腎代替療法の見合わせを選択しても、医師による治療と看護師の支援は継続されます。生活の質を向上させるために、お薬が出されたり食事制限を行う場合もあります。見合わせを選択した場合は腎臓が完全に機能を失った際に人工的に延命することはしませんが、透析を始めたいという気持ちに変わったときは、医師や看護師と話し合って透析を受けることもできます。

腎代替療法の見合わせを希望する場合は、ご家族や信頼できる人、そして医師・看護師に意向を伝えましょう。あなたの周りの人すべてが理解し合い、協力することで腎臓が完全に機能を失ってしまうまでできる限り快適な生活を送れるようにすることができます。また、自宅や病院、介護施設などこれからどこでどのように過ごしたいかもご家族や信頼できる人と話し合っておきましょう。

【緩和ケア】

緩和ケアとは、腎不全などの重い病を抱える患者さんやその家族一人一人の身体や心などのさまざまなつらさをやわらげ、より豊かな人生を送ることができるように支えていくケアのことです。

腎不全が進むと、だるさ・息苦しさ・むくみ・皮膚のかゆみ・足のむずむず感・全身の痛みがなどの体の不調・気分の落ち込みや絶望感などの心の問題が患者さんの日常生活を妨げることがあります。緩和ケアチームは、あなたとあなたのご家族ができる限り自由に、快適に暮らせるようサポートします。緩和ケアを受けることは、多くの人にとって終末期をより穏やかなものにします。

緩和ケアは自宅でも入院や外来でも受けることができます。透析治療中かどうかや、入院・外来、在宅療養などの場を問わず、いずれの状況でも受けることができます。緩和ケアを受けたい、緩和ケアについて相談したいときは、当院の緩和ケアチーム・緩和ケア外来までお声かけ下さい。

聖隷横浜病院　緩和ケアチーム

苦痛症状を和らげるケア

がんの進行によって出現する苦痛に加えて、末期腎不全によるつらい症状は、痛み、かゆみ、倦怠感・活気のなさ、吐き気、食欲不振、むくみ、呼吸困難感・息切れなど多岐にわたります。患者が透析を見合わせたあと、「こんなに苦しいのなら、透析をしていたほうがよかった」と後悔したり、自分を責めることのないよう、医療チームは患者が透析の見合わせの意思を決定する前から、つらい症状を少しでも緩和していく努力を行わなければなりません。また、透析中に使用する症状緩和の薬が透析によって除去されるのか、除去されずに身体に蓄積されるのかを十分に理解したうえで投薬する必要があります。投薬後は、医療チームで注意深く効果や副作用を観察し、こまやかな調整を行います。

以前は「麻薬を使用すると痛みは止まるけれど、息も止まります」と医師から説明され、麻薬の使用を躊躇する患者や家族がいました（今でもたまにありますが…）。モルヒネは腎臓に蓄積されるので、腎不全患者に使うことはまれですが、現在、モルヒネ以外の医療用麻薬がいくつも発売され、慎重に投与すれば医療用麻薬によって死んでしまうことはありません。ぜひ、皆さんの医療施設や地域の緩和ケアチームを活用してほしいと思います。

心理社会的なつらさへのケア

治らないがんであることを説明されたり、透析の見合わせを提案されたりすると、患者の心に大きなストレスがかかります。がんや透析の見合わせについて聞いた患者が不安で落ち込むのは、むしろ自然なことです。「どうして私がこんな目に遭わなければならないの?」「何のために生きているんだろう……」といった、簡単に答えが出ない悩みをもつ患者もいます。医療チームは患者のつらい思いを聞き、受け止めることで、患者の心が回復し、新たな状況に適応することを支えます。その他、ソーシャルワーカーなどと連携して、経済的な問題や仕事、家族に関する悩みに対応することもあります。

家族へのケア

大切な家族の一員を失うかもしれないと思う家族の衝撃や悲しみは大きく、家族もケアの対象となります。家族の心のつらさを和らげることは、患者が療養中の日々を充実して過ごすためにとても重要です。透析を見合わせた場合、残された時間は日単位となるため、家族に対し終末期のさまざまな症状と対処について説明しておきます。

自宅で緩和ケアを受けるための準備

住み慣れた自宅で最期まで過ごしたいと患者と家族が希望すれば、訪問診療や訪問看護を受けながら自宅で緩和ケアを受けることができます。在宅療養支援診療所は二四時間体制で患者と家族を支援しますし、訪問看護も多くの事業所が二四時間体制で、必要な治療処置や日常生活のケア、心のケアなどの緩和ケアを提供します。

がん末期で死が迫っている患者の透析の「見合わせ」を支えた一例

ここでは、長期に透析を行っていた患者ががんと診断された後、透析を見合わせて逝去するまでのかかわりを通して、「透析の見合わせ」をめぐる緩和ケアチームの立場や考えをお話ししたいと思います。

主婦のAさんは五〇歳のときに慢性糸球体腎炎による慢性腎臓病となりました。主治医は腎代替療法の選択肢（血液透析・腹膜透析・腎移植）を提示し、Aさんは血液透析を選択しました。倦怠感や活気のなさの症状は血液透析により改善し、夫と穏やかな生活を送ることができるようになりました。毎年、透析室に提出している人生会議の書類には「昏睡状態や脳障害になったら血液透析は受けたくない。がんの場合、その治療はしないが血液透析は続けたい」と意向を表明していました。

血液透析から一〇年後、Aさんはお腹の張りと咳が強くなったため、検査をしたところ卵巣がんと診断されました。卵巣以外にも肝臓や肺、リンパ節にも転移が見つかり、余命は二、三カ月と予測されました。主治医はAさんと夫に、「検査の結果、卵巣がんとわかりました。かなり進行していて、残された時間は月単位と考えます。以前からAさんは〝透析は続けたいけれど、透析以外の治療はしたくない〟とおっしゃっていました。その気持ちに変わりはありませんか？」と治療への意向を確認しました。Aさんは「前から言っていたとおり、透析だけは続けます」と希望し、夫はAさんの意向を尊重しました。医療チームもそれを認めました。

〈がん告知後のかかわり〉

医師から病状を説明した後、透析室から緩和ケアチームにAさんの支援依頼があり、本人と会って思いを聞きました。Aさんは「何となく悪いものだとはわかっていました。透析がもうつらいと思うようになって……。それなのにがんだと言われても、これ以上は頑張れない。もう私は一〇年も透析をやったんだっていう思いがあるから、がんの治療はしません。ただ、夫を残してしまうこと、それだけが気がかりで……。透析だけはもう少し頑張ろうと思います」と語りました。緩和ケアチームはAさんの治療の意向を聞き、本人の希望どおり、体力が続く限り透析を受けてもらいたい、そのためにも、がんの進行によるつらい症状は緩和できるよう支援しようと計画しました。

緩和ケアチームは「腎代替療法の見合わせと緩和ケアに関する説明書」をAさんと家族にお渡しして、緩和ケアチームが何を支援するのか説明しました。そして、がんによる症状だけでなく、Aさんに透析を見合わせた後に出現するつらい症状への対処も緩和ケアチームがサポートすることをお話しして、透析を見合わせても医療者から見捨てられることはなく、ケアは継続されることを保証しました。

そして、緩和ケア医はAさんと夫にCT画像を見せて、お腹のがんがとても大きくなって膨満感につながっていること、肺にもがんの転移が見られていて咳が出ていること、足の付け根がしこりで圧迫され、足のリンパの流れが停滞し、むくみが出やすくなっていることを説明しました。Aさんは「ようやく自分の身体に起こっていることがわかりました」と話していました。そして「お腹は張っているけれど、痛くはないですし、生活に支障はない」と語りました。Aさんの腹部を触ると、下腹部に大きなしこりが触れ、腹部のほとんどをがんが占めていると思われましたが、腹水はないようでした。左足はむくんでいて、膝下のストッキングが足に食い込んでいました。私はAさんが自分でむくみの症状に対処できるよう、ゆるい靴下の使用と保湿剤で皮膚を護ることを勧めました。

〈がん診断から一カ月後のかかわり〉

Aさんの身体は衰弱し、家の中でもふらついて転ぶことが増えてきました。透析中の血圧も保持できなくなり、「もう体がつらい。病院に来ることも大変。透析を続けられるかしら……」と話すようになりました。透析の医療チームは、血液透析を、老廃物を除去する方法から身体の過剰な水分を除去することのみの方法に変更することで、透析による体力消耗が少なくなるようにしました。こうした工夫により、Aさんは週三日の透析を続けることができました。

緩和ケアチームが腹部膨満感についてAさんに聞くと、「お腹が張ってつらくなってきました。ご飯を食べるとお腹が痛くなります。お風呂に入れば楽になるけど、疲れてしまって入れません。病院に来てもすぐに眠ってしまいます」と語るようになってきました。腹部のしこりはさらに大きくなり、お腹の痛みや腕のむくみが見られるようになりました。左指の指輪が食い込んでいたので、外すことをＡさんに促すと、寂しそうにに指輪を外しました。会話中にも咳が出るようになってきたことから、緩和ケアチームは肺転移が急激に悪化していることを予測しました。腹痛と呼吸困難感が緩和され、少しでも家で穏やかに過ごせるよう医療用麻薬についてＡさんと夫に提案したところ、「少しでもつらさが取れるのであれば使いたい」と同意されました。

Ａさんの衰弱が進み、早々に通院が難しくなるだろうと思われたので、緩和ケアチームはＡさんに、これからどのような生活を送りたいか聞きました。Ａさんは「夫とできるだけ家で過ごしたい」「透析を見合わせたあとも家で最期まで過ごしたい」と希望し、夫も妻の希望を叶えたいと話しました。透析室の看護師は、Ａさんは透析歴が一〇年と長いので、透析を見合わせたあとの残された日々は、平均とされている一〜二週間よりも短いのではないかと予測し、緩和ケアチームに伝えました。そこで緩和ケアチームは、透析を見合わせる前から訪問診療と訪問看護を紹介し、自宅で緩和ケアを継続して受けられるように準備しました。

がんの診断から一カ月半後、Ａさんは「もう透析には行けないわ」と体力の限界を実感し、透析の見合わせを決めました。その五日後、夫と子どもが見守る中、住み慣れた自宅で息を引き取りました。

おわりに――透析を「見合わせる」患者は、最期まで自分らしく生きる人

透析患者への緩和ケアは、透析を見合わせる患者を「死にゆく人」ではなく、Ａさんのように「最

期まで自分らしく生きる人」と捉え、ケアすることが大切です。途中、とてもつらそうに透析を受けるAさんの姿を見ると、いつまで透析を続けるんだろう……と心配になりましたが、患者には自分で決める力があること、そのときが来るのを「信じる」ことが大切だと教わりました。透析の見合わせを決断した患者が、「透析を十分に頑張り、人生を全うできた」と思え、つらい症状がなく穏やかな時間がもてるよう緩和ケアを提供していきたいと思います。

〈引用文献〉

1　日本緩和医療学会：二〇一九年度緩和ケアチーム登録（二〇一八年度チーム活動）(http://www.jspm.ne.jp/pct/report_jspmpct2019.pdf)

2　日本透析医学会：わが国の慢性透析療法の現況、二〇一八年一二月三一日現在、日本透析医学会誌、五二（一二）、六七九－七五四、二〇一九．(https://docs.jsdt.or.jp/overview/file/2018/pdf/03.pdf)

「Nursing Todayブックレット」の発刊にあたって

日々膨大な量の情報に曝されている私たちにとって、一体何が重要でどれが正しく適切なのかを見極めることがますます難しくなってきています。

そこで弊社では、看護やケアをめぐりいま社会で何が起きつつあるのか、各編集者のさまざまな問題意識（＝テーマ）を幅広くかつ簡潔に発信していく新しい媒体、「Nursing Todayブックレット」を企画しました。

あえてウェブでもなく、雑誌でもなく、ワンテーマだけの解説を小冊子にまとめる手段を通して、医療と社会の間に広がる多様な課題について読者の皆さまと情報を共有し、ともに考えていくための新たな視点を提案していきます。

（二〇一九年六月）

本書についてのご意見・ご感想、著者へのメッセージ、「Nursing Todayブックレット」で取り上げてほしいテーマなどを編集部までお寄せください。 http://jnapcdc.com/BLT/m/

Nursing Todayブックレット・08

透析治療《とうせきちりょう》と意思決定《いしけってい》

――Dialysis《ダイアリシス》 Treatment《トリートメント》

二〇二〇年一一月五日 第一版 第一刷発行 〈検印省略〉

編　集　Nursing《なーしんぐ》 Today《とうでぃ》ブックレット編集部《へんしゅうぶ》

発　行　株式会社 日本看護協会出版会

〒一五〇-〇〇〇一

東京都渋谷区神宮前五-八-二 日本看護協会ビル四階

〈注文・問合せ／書店窓口〉

電　話：〇四三六-二三-三二七一

ＦＡＸ：〇四三六-二三-三二七二

〈編集〉電話：〇三-五三一九-七一七一

〈ウェブサイト〉https://www.jnapc.co.jp

デザイン 「Nursing Todayブックレット」編集部

印　刷　日本ハイコム株式会社

ISBN978-4-8180-2287-4